HYDROLOGIE MÉDICALE

SALIES DE BÉARN

ET SES

EAUX CHLORURÉES SODIQUES

(BROMO-IODURÉES)

PAR

LE Dr B. DE LARROQUE

MÉDECIN, PAR QUARTIER, DE L'EMPEREUR,

MÉDECIN CONSULTANT AUX EAUX DE SALIES
DU 15 JUIN AU 1er OCTOBRE

PARIS

ADRIEN DELAHAYE, LIBRAIRE-ÉDITEUR

PLACE DE L'ÉCOLE-DE-MÉDECINE

1864

HYDROLOGIE MÉDICALE

SALIES DE BÉARN

ET SES

EAUX CHLORURÉES SODIQUES

(BROMO-IODURÉES)

PARIS. — IMPRIMERIE WIESENER ET COMP. RUE DELABORDE, 12.

SALIES DE BÉARN

ET SES

EAUX CHLORURÉES SODIQUES

(BROMO-IODURÉES)

PAR

LE Dʳ B. DE LARROQUE

MÉDECIN PAR QUARTIER DE L'EMPEREUR,

MÉDECIN CONSULTANT AUX EAUX DE SALIES
DU 15 JUIN AU 1ᵉʳ OCTOBRE

PARIS

ADRIEN DELAHAYE, LIBRAIRE-ÉDITEUR

PLACE DE L'ÉCOLE DE MÉDECINE

1864

PRÉFACE

—

Il y a peu d'années que la ville de Salies, entraînée par l'exemple, se décida timidement à partager son industrie des temps avec la balnéation de ses eaux : ce n'est pas sans peine, il est vrai, qu'elle a érigé près de son usine à fabriquer le sel un établissement bien modeste, laissant encore beaucoup à désirer, autant sous le rapport des applications thérapeutiques que du strict confortable.

Cependant, il faut le dire, Salies peut, malgré cela, enregistrer à elle seule les cures remarquables des eaux chloro-bromo-iodurées de l'Allemagne et de toutes les salines françaises, comme il sera facile de s'en convaincre, en examinant plus loin sa composition chimique et sa richesse minérale comparative.

Nous avons donc pensé, le hasard intervenant, qu'en raison de notre origine salisienne, nous ne pouvions assister comme médecin et passer sous silence les belles applications que l'art médical peut faire de ces eaux, sans avoir recours à l'étranger.

Dans cet espoir, et comptant sur la bienveillance de nos confrères, nous venons leur rappeler qu'il existe aujourd'hui, aux pieds de la chaîne des Basses-Pyrénées, dans un magnifique et fertile pays, sous le climat le plus doux, le plus tempéré, où l'hiver, par sa courte durée, y est presque inconnu, il existe, disons-nous, une source minérale digne de fixer toute leur attention au point de vue thérapeutique.

Pour atteindre le but que nous nous proposons et donner plus d'importance à notre travail, nous avons cru ne pouvoir mieux faire que d'emprunter aux recherches géologiques et chimiques, publiées en 1860 par MM. les docteurs O. Reveil et O. Henry fils (*).

Qu'il nous soit également permis de remercier ici notre excellent confrère et ami, M. le docteur Nogaret, médecin inspecteur de cette station d'eau minérale, pour l'extrême complaisance avec laquelle il s'est mis à notre disposition, en nous éclairant de son expérience et nous favorisant de l'observation de ses malades, pendant notre séjour à Salies.

Trop heureux si dans l'avenir nos efforts, couronnés de succès, ont pu contribuer à la richesse ainsi qu'à la prospérité de cette ville.

(*) Notice sur les eaux mères et les sels de Salies de Béarn. 1860. (Germain Baillière.)

CHAPITRE PREMIER

DOCUMENTS HISTORIQUES

ET

TOPOGRAPHIQUES

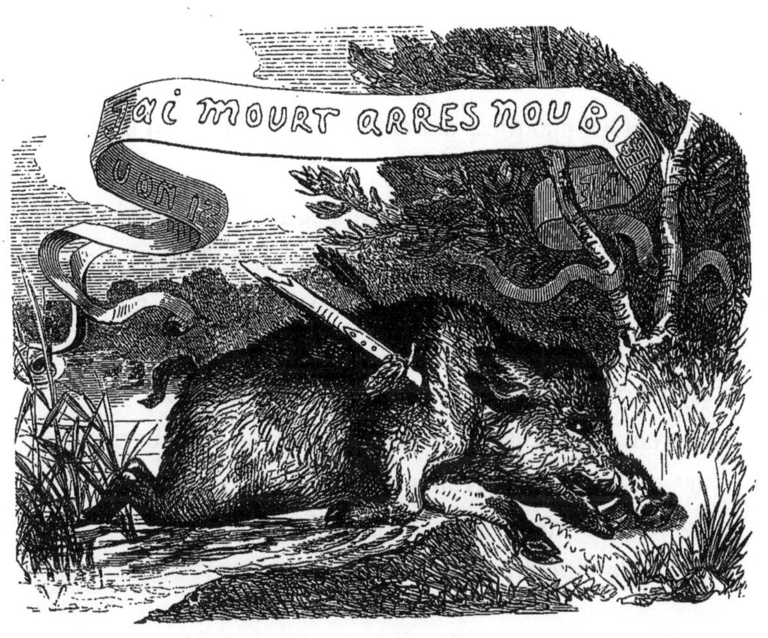

SALIES

—

DOCUMENTS HISTORIQUES & TOPOGRAPHIQUES

L'importance de Salies remonte au XIIe siècle; déjà
les vertus curatives de ses eaux étaient connues, la
fabrication du sel en vigueur; elle avait ses deux
temples, Saint-Vincent et Saint-Martin; ses archives,
ses règlements particuliers, que plusieurs souverains,

à diverses époques, ont rendus plus larges en faveur des habitants.

Vers la fin du xi⁰ siècle, un seigneur, chassant aux environs, poursuivait un sanglier qui, blessé mortellement, traversa une grande mare et vint mourir sur la lisière d'un bois voisin. Les chasseurs, surpris de trouver le corps du sanglier couvert de sel, cherchèrent la cause de ce phénomène, et découvrirent des ouvrages souterrains qui dirigeaient une source jusqu'à la mare d'eau salée. Telle fut l'origine de *Salies* (la ville du sel).

Plus tard on perpétua le souvenir de la légende qui lui donnait son nom, en faisant prendre à la ville, pour ses armoiries, un sanglier mort, avec cette devise béarnaise :

« Si you nou yery mourt, arres nou bibere. »

Après cette découverte les propriétaires des terres voisines vinrent puiser arbitrairement à la source; bientôt à l'entour s'aggloméra une population nombreuse et qui devint assez importante pour former une bourgade, puis une ville.

L'un des habitants, plus ingénieux, trouva le moyen de convertir l'eau en sel; une branche d'industrie s'ou-

vrit alors ; faible au début, mais bientôt améliorée par
un Romain, qui enseigna l'art de vaporiser le sel au
moyen de poêles ou chaudières en plomb : la maison
dans laquelle se firent les premières fabrications existe
encore sur le bord du Salies et s'appelle la Rome ou
Roume ; le quartier qui l'environne a conservé le nom
de la Roumette.

Cette source ou fontaine (ainsi qu'on l'appelle) a
donc toujours appartenu aux habitants de Salies, qui
ont fait de son exploitation leur principale industrie.
On ne connaît pas de titre primordial qui leur en ait
conféré la propriété. Les guerres civiles, l'incendie
des archives, pendant la domination des Anglais, ont
fait disparaître les anciens documents relatifs à cette
question ; mais la tradition nous a transmis, de génération en génération, et établi suffisamment l'authen-
ticité des faits que nous rapportons.

Au reste, notre intention n'est pas de suivre Salies
dans ses différents modes administratifs et les nom-
breuses péripéties de l'exploitation de sa fontaine ;
nous tenons, au contraire, à faire ressortir que ce
pays, si richement doté sous tous les rapports, mais
surtout du côté de l'intelligence, a cependant détourné

les yeux du véritable trésor que la Providence a placé sous sa main.

Ainsi, nous voyons, en 1052, Sanche Guillaume, duc de Gascogne, recouvrer la santé dans un voyage qu'il fit à Salies; et, par reconnaissance, fonder un monastère de bénédictins, sous l'invocation de saint Pierre, à Saint-Aulaire de Lassus.

« Il l'enrichit, dit l'historien Marca, de meubles précieux, lui fit don de vingt-cinq vases d'argent et quatorze de cristal; il déposa sur l'autel de la chapelle sa ceinture enrichie de pierreries et ses armes artistement travaillées en or, etc., etc. »

Quelles sont les Eaux qui, dans leurs annales, peuvent enregistrer un fait plus concluant?

Cette indifférence des habitants de Salies, qui ne s'explique pas chez des hommes dont l'intelligence, nous le répétons, égale le savoir, cette indifférence cessera.

Ils se réveilleront un jour prochain, et, par une sage initiative, quelques sacrifices annuels indispensables, une administration bien entendue de leur saline, ils verront peu à peu augmenter la prépondérance et la prospérité de leur beau pays, dans lequel, par le séjour des étrangers, doit nécessairement rentrer le numéraire, devenu aujourd'hui presque inconnu à Salies.

Salies est la station d'eaux minérales des Pyrénées la plus voisine de Paris; le trajet se fait en dix-huit heures par le chemin de fer d'Orléans à Bordeaux ; de Bordeaux à Dax et de Dax à Puyoo.

On prend à Puyoo une voiture-omnibus qui conduit à Salies en trois quarts d'heure.

Un embranchement de voie ferrée part aujourd'hui de Bayonne, passe à Puyoo, à Orthez et s'arrête à Pau ; la distance à parcourir de Bayonne à Puyoo est de 47 kilomètres ; de Puyoo à Pau, en passant par Orthez, de 54 kilomètres environ. Biarritz est à la porte de Bayonne.

Le voisinage de Biarritz, de Bayonne, d'Orthez et de Pau permet aux baigneurs de Salies les pérégrinations les plus intéressantes. Salies est donc au centre de cette principauté de Béarn et de la basse Navarre, qui comprend le département des Basses-Pyrénées, seuls restes du royaume qui fut enlevé au grand-père d'Henri IV par Ferdinand d'Aragon.

La partie des Pyrénées qui l'avoisine offre des montagnes couronnées de forêts; ce ne sont plus des sommets orgueilleux que couvrent des glaciers éternels, mais des vallées riantes et peuplées, des sites enchanteurs; à leur base s'étendent des collines couvertes de vignes; sur les rives du Gave de Pau, des plaines riches en céréales, et partout enfin, pour le voyageur, des promenades accidentées, mais toujours accessibles, étendues et sans dangers.

CHAPITRE II

GÉOLOGIE

« Les eaux salées de la chaîne des Pyrénées sont riches en chlorure de sodium ; elles renferment, en outre, des chlorures de potassium et de calcium, des sulfates de chaux, de magnésie, de soude et de

* Dietrich, *Description des gites de minerais pyrénéens*, p. 425 et 426. — Levallois, *Annales des Mines*, 1re série, t. IV, p. 409. — Dufrènoy, *Mémoires pour servir à une description géologique de la France*, t. II, p. 96 et 98. — Palasson (suite des Mémoires), p. 59 et 143.

potasse, des carbonates de chaux et de magnésie, enfin on y trouve des traces d'iodure et de bromure de sodium. »

« Après le chlorure de sodium c'est le sulfate de chaux qui est le plus abondant ; le sulfate de magnésie et les carbonates de chaux et de magnésie viennent ensuite. »

« M. Leymerie *, qui a publié un mémoire fort important sur l'origine des sources salées des Pyrénées, a remarqué qu'on voyait apparaître les eaux salées au voisinage des affleurements des ophites dans les terrains plus ou moins disloqués par les soulèvements qui ont été accompagnés de matières, de vapeurs et de gaz qui ont entraîné diverses substances ; on expliquerait ainsi l'imprégnation par le bitume des molasses et faluns, ainsi que des sables des landes ; celle des argiles de bastène par le fer oligiste, et la transformation du calcaire en gypse par les eaux sulfureuses. »

« Les géologues s'accordent généralement aujourd'hui pour diviser en deux groupes les dépôts de

* Mémoires de l'Académie des sciences, inscriptions et belles-lettres de Toulouse, 3e série, t. V, p. 113 et suiv.

sels gemmes. Ou ces dépôts sont contemporains de terrains dans lesquels on les rencontre, et alors on les trouve toujours dans les mêmes terrains; ils ne sont jamais situés, dans ce cas, dans le voisinage des terrains volcaniques; ils appartiennent presque exclusivement au keuper ou au trias, et particulièrement aux marnes irisées; et enfin les couches salines font partie de la stratification du terrain dans lequel elles sont placées; tels sont les dépôts qui s'étendent de Dieuze à Château-Salins, le long de la vallée de la Seille, et celui de Northwich, en Angleterre; ou bien le sel gemme est postérieur à la formation du terrain, et par opposition alors on le trouve dans différents terrains, tels que la partie supérieure du lias à Bex (Suisse), le calcaire jurassique à Salzbourg, et dans la craie à Salies de Béarn, à Cardóne (Espagne), et à Wieliczka (Pologne); de plus, ces couches se remarquent toujours aux environs des roches ignées, de sorte que sa formation paraît liée à des phénomènes du même ordre que ceux qui produisent des éruptions volcaniques. »

« Les sources de Salies, ainsi que les circonvoisines, appartiennent au premier groupe; nous em-

pruntons à l'ouvrage de M. Filhol, sur.les eaux des
Pyrénées (page 466), l'opinion de M. Leymerie sur
cette question. »

« Quant à l'origine du sel, dit M. Leymerie, il est
naturel de la chercher dans les deux mers qui bai-
gnent les deux extrémités de la chaîne et qui de-
vaient même battre une partie de sa base à une
époque récente géologiquement, si l'on en juge par
les dépôts marins modernes que l'on voit s'avancer
jusqu'à une certaine distance, soit à partir de la Méditerranée, soit à partir de l'Océan. On verra, en
effet, que c'est dans les Corbières et surtout dans le
département des Basses-Pyrénées que se trouvent
les gîtes salifères les plus riches; la Haute-Garonne
et les Hautes-Pyrénées, qui occupent la partie cen-
trale, n'ont tous deux qu'une seule source. Il n'est
pas jusqu'à la supériorité des gîtes des Basses-Pyrénées, par rapport à ceux des Corbières, qui ne soit
expliquée, dans cette hypothèse, par la plus grande
extension des dépôts marins modernes du côté de
Loreau. »

« On voit que nous considérons tous les gîtes pyrénéens comme appartenant à la classe de ceux que

l'on a appelés éruptifs. L'irrégularité de ces dépôts, leur association habituelle avec les gypses, les bitumes et les ophites, au milieu des terrains plus ou moins disloqués, vont confirmer cette manière de voir, qui est également celle de M. Dufrênoy. »

« Ainsi, pour M. Leymerie, toutes les sources salées que l'on trouve dans les Pyrénées doivent leur origine à des masses de sel gemme ou à des marnes imprégnées de sel ; à l'appui de son opinion, il fait valoir les considérations suivantes :

« 1° Les sources salées sont accompagnées des mêmes circonstances qui signalent aussi les gîtes de sels gemmes ;

« 2° Le sel gemme, positivement reconnu dans les Basses-Pyrénées et dans l'Ariége, à Camarade, s'y trouve en des localités où existent aussi des sources salées, et c'est même sur cette seule indication qu'on a entrepris des sondages qui ont amené la découverte du sel ;

« 3° Aucune des sources salées pyrénéennes n'a une thermalité prononcée ;

« 4° Enfin, dans plusieurs gisements d'eau salée on a remarqué qu'après l'épuisement, la source devenait plus douce et ne reprenait sa salure ordinaire qu'au bout d'un temps plus ou moins considérable.

« Les gîtes salifères de Briscous et de Camarade sont mélangés de sulfate de chaux et de magnésie, et souillés par du sable.

« Les gîtes de Salies (Béarn) et d'Oraas sont remarquables par leur richesse ; le banc est situé à 65 mètres de profondeur, il a plus de 15 mètres d'épaisseur à Oraas.

« O. RÉVEIL, O. HENRY fils. »

CHAPITRE III

DE LA SOURCE DE SALIES

CARACTÈRES PHYSIQUES. — COMPOSITION CHIMIQUE.
RICHESSE COMPARATIVE

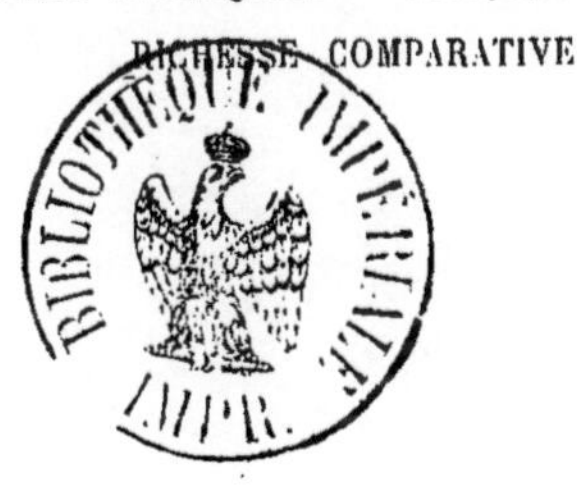

DE LA SOURCE DE SALIES

CARACTÈRES PHYSIQUES. — COMPOSITION CHIMIQUE. — TABLEAU COMPARATIF DE LA RICHESSE DES PRINCIPALES SOURCES CHLORURÉES SODIQUES.

« Les sources de Salies sourdent à la base d'une colline gypseuse, et se réunissent au centre de la ville dans un réservoir qui, jusqu'en 1841, était à ciel ouvert.

« Pendant l'été, les enfants s'y baignaient le jour et les hommes la nuit, ce qui contribuait à la réputation de la race salisienne pour sa force, sa haute taille et sa belle conformation.

Les travaux qui couvrent ce réservoir viennent aujourd'hui d'être terminés ; ils représentent un bassin quadrilatère assez profond vers le centre, ayant environ quinze mètres sur tous ses côtés ; il est surmonté d'une voûte qui se nivelle avec la place du Baillat * ; cette voûte est espacée de larges orifices ou prises d'air.

Nous ignorons dans quel but, soit d'embellissement, soit de préservation des eaux pluviales, ou de captage, ces travaux, fort onéreux pour la ville, ont été faits ; nous dirons seulement qu'au point de vue historique nous les regrettons, parce qu'ils retirent à la ville de Salies une partie de ses souvenirs, ainsi que de son originalité balnéaire.

Le mélange des eaux marque de 20 à 22° à l'aréomètre de Beaumé, la fontaine dite de la Trompe, exploitée du temps de Diétrich, n'est plus employée.

L'usine à évaporation de l'eau et l'établissement des bains sont situés à une distance de 150 mètres environ de la fontaine, un manége mû par un cheval élève les eaux qui se rendent à l'usine par un conduit en bois.

* Mairie.

CARACTÈRES PHYSIQUES

« L'eau de Salies est limpide, incolore, d'une saveur fortement salée, avec un arrière-goût amer ; sa densité, prise à + 15 degrés, a été trouvée égale à 1,208 ; un litre de cette eau évaporée avec précaution au bain de sable a laissé un résidu pesant 255 gr. 60. Ce résidu était ainsi composé :

Sels solubles.
- Sulfate de soude,
- — de chaux,
- — de magnésie.
- Chlorure de sodium,
- — de calcium,
- — de magnésium.
- Iodure de sodium.
- Bromure de magnésium.

Matières insolubles.
- Matières organiques.
- Silice.
- Sesquioxyde de fer.

1,666.

« O. Reveil, O. Henry fils. »

ANALYSE

QUANTITATIVE

DE L'EAU DE SALIES

Par M. O. Henry père

Bulletin de l'Académie de médecine, 1856-1857, t. XXII, p. 501.

Avant de donner l'analyse quantitative des eaux de Salies par M. O. Henry père, nous croyons convenable de signaler ici que M. Pommier, pharmacien de cette ville, avait déjà reconnu, en 1834, dans les eaux mères de la fontaine de Salies, la présence de l'iode et du brome à l'état d'hydriodate et d'hydrobromate de potasse, ainsi que l'on peut le constater. (*Journal de pharmacie*, XI, p. 256; XIII, p. 189 et 268.)

ANALYSE QUANTITATIVE.

Chlorures anhydres	de sodium	216.020
	de potassium	2.080
	de calcium	traces.
	de magnésium	
	A reporter.	218.100

		Report.	218.100
Sulfates anhydres..	de soude.		
	de potasse.		9.750
	de magnésie.		
	de chaux		
Iodures alcalins.			traces.
Bromures alcalins			1.050
Phosphates, silice, sesquioxyde de fer.			traces.
Matière organique			5.500
Bicarbonate de chaux			traces.
— de magnésie			
			234.400

MM. O. Reveil et O. Henry fils font remarquer que s'il existe une grande différence entre les résultats obtenus (255,60) et ceux de M. O. Henry père (234,40), ces différences s'expliquent en ce que, dans l'analyse de M. O. Henry père, les sels sont supposés anhydres, tandis que ceux qu'ils ont obtenus retenaient toute leur eau de cristallisation; de plus, la matière organique, les bicarbonates de chaux et de magnésie, ainsi que les iodures, n'ont pas été dosés, tandis que tous ces corps sont compris dans leur évaluation.

Les mêmes auteurs signalent aussi comme important au point de vue de l'analyse, qu'à l'époque de cette publication, la fontaine de Salies était encore à ciel ouvert, et que les eaux pluviales s'y trouvaient mélangées en plus ou moins grande quantité.

« M. Lamieussens, pharmacien à Orthez, dans un rapport fait au conseil d'hygiène de l'arrondissement, indiqua qu'au moyen du procédé de MM. O. Henry fils et Humbert, il était parvenu à isoler du brome de l'eau elle-même.

« Ce procédé consiste à précipiter l'eau par un excès d'azotate acide d'argent; après avoir lavé et séché le précipité, on le mélange intimement avec du cyanure d'argent, et on introduit le tout dans un tube à chaux, aux extrémités duquel on place un petit tampon de ouate, et on fait passer un courant de chlore sec et pur; le bromure et l'iodure de cyanogène formés peuvent être séparés l'un de l'autre en élevant la température vers 25 degrés; le bromure se volatilise et l'iodure reste pour résidu. »

« C'est en opérant ainsi, continue M. O. Reveil, que nous sommes arrivés à pouvoir doser l'iode et le brome dans les eaux et dans leurs produits, et que nous avons obtenu pour 1,000 grammes d'eau :

Bromure de cyanogène......................	0.03500
Iodure de cyanogène	0.03500

soit :

Brome...................	0.02627
Iode....................................	0.02807

En admettant que le brome se trouve dans cette eau à l'état de bromure de magnésium, et l'iode à l'état d'iodure de sodium, il en résulte que 1,000 grammes d'eau renfermeraient :

Bromure de magnésium.................. 0.03021
Iodure de sodium........................... 0.03315

EXAMEN DE L'EAU CONDENSÉE.

Cette eau condensée, et qui est le résultat de l'évaporation des chaudières de l'usine à fabriquer le sel, en outre des chlorures, donne pour 1,000 grammes d'eau :

Bromure de cyanogène................... 0.011
Iodure de cyanogène..................... 0.155

soit :

Brome............................... 0.00825
Iode................................ 0.12403

En d'autres termes, cette eau contient, pour 1,000 grammes :

Bromure de magnésium.................. 0.00949
Iodure de sodium...................... 0.14648

c'est-à-dire 15 centigrammes d'iodure alcalin par litre.

« Cette proportion plus grande d'iodure dans l'eau condensée est parfaitement d'accord avec tout ce que l'on sait sur la facilité avec laquelle l'iodure de sodium est entraîné pendant l'ébullition de l'eau qui en contient.

EXAMEN DES EAUX MÈRES.

« Les eaux mères ont généralement une densité très-grande; elles sont inodores, leur couleur est fauve ou brunâtre, leur saveur âcre et salée. Comparativement, celles de Salies sont moins colorées, leur saveur est la même, leur densité est de 1,221. — 1,000 grammes, évaporés à siccité, ont laissé un résidu pesant 290 grammes; il était ainsi composé :

Sulfates... { de magnésie................. / de soude.................... } traces. / de chaux................ ..

Iodure de sodium,
Bromure de magnésium.

Chlorures.. { de sodium, / de calcium, / de magnésium.

Sesquioxyde de fer,
Matières organiques et silice.

Dosage de l'iode et du brome :

Bromure de cyanogène................... 0.04375
Iodure de cyanogène.................... 0.03875

soit :

<pre>
Bromure de magnésium................. 0.0377545
Iodure de sodium..................... 0.037984
</pre>

Bien que ces chiffres s'éloignent considérablement de ceux qui ont été donnés dans une analyse faite par MM. Figuier et Mialhe *, MM. Reveil et Henry fils affirment que malgré des recherches multiples, ils sont constamment arrivés aux mêmes résultats.

TABLEAU COMPARATIF.

« Les eaux chlorurées sodiques et bromo-iodurées de Salies sont les plus riches que l'on connaisse; on ne cite comme s'en rapprochant que les eaux salines froides d'Arbonne (Savoie), contenant 280 grammes de sel marin par litre; si ce chiffre est exact, elles devraient être placées avant les eaux de Salies qui renferment un peu moins de sel.

« Afin de faire ressortir la richesse des eaux de Salies, nous rappellerons ici quelles sont les proportions de sels contenus dans un litre d'eau des principales sources chlorurées sodiques et la richesse minérale comparative des eaux mères de ces sources.

* Examen comparatif des principales eaux minérales salines d'Allemagne et de France, sous le rapport chimique et thérapeutique. — Mémoire lu à l'Académie de médecine le 23 mai 1848.

Tableau de la richesse des principales sources chlorurées sodiques et des eaux mères qu'elles fournissent.

NOMS DES SOURCES.	QUANTITÉ de sel renfermée dans un litre d'eau.	QUANTITÉ de sel renfermée dans un litre d'eaux mères	AUTEURS DES ANALYSES.
Montmorot (Lons-le-Saunier).	»	370.60	Braconnot.
Bex, près Lavey	»	292.49	Pyrame Morin.
Salies (Béarn)	255.00	290	O. Henry père et fils et O. Reveil.
Hamman-Melouane	30.05	. . . . .	De Marigny Desfosses.
Salins (Jura)	29.990	257.720 (Dumas, Pelouze Favre).	
Nauheim (Hesse-Électorale)			
— Friederich-Wilhem	40.3	. . . . .	Chatin, Bromeis
— Grosser Sprudel	28.4		
— Salsbrunnen	25,50		
Kurbrunnen	17.4382		
Salies (Haute-Garonne)	34.065		Filhol.
Hombourg (Hesse)	16.985	. . . . .	Liebig.
Soden	15.691	. . . . .	Figuier et Mialhe
Anzin (Nord)	14.6	. . . . .	
Wildegg (Suisse)	14.377	. . . . .	Lauré.
Kreuznach (Prusse)	12.1819	316.6 (Ozann).	Liebig.
Cheltenham (Angleterre)	11.019	. . . . .	Parker et Brandes.
Ischia (Sicile)	10.419	. . . . .	Lancelloti.
Balaruc	9.080	. . . . .	Marcel de Serres et Figuier.
Kissingen (Bavière)	8.55492	. . . . .	Liebig.
Bourbonne-les-Bains	7.546	. . . . .	Nivet, Mialhe et Figuier.
Saint-Nectaire	7.01	. . . . .	Nivet.
La Bourboule	6.6695	. . . . .	Lecoq.
Heilbrunn (Bavière)	4.900	. . . . .	Barruel.
Bourbon-l'Archambault	4.357	. . . . .	O. Henry.
Baden-Baden	3.000	. . . . .	Kœlreuter.
Tercis (Landes)	2.538	. . . . .	Thore et Meyrac
Bourbon - Lancy (Saône - et - Loire)	1.751	. . . . .	Berthier.
Hamman-Mescoutin (Constantine)	1.45681	. . . . .	Tripier.
Luxeuil	1.113	. . . . .	Braconnot.
Néris	1.110	. . . . .	Berthier.
Wildbab (Wurtemberg)	0.594		
Gastein (Autriche)	0.341	. . . . .	Helfft.

CHAPITRE IV

DES EAUX CHLORURÉES SODIQUES

BROMO-IODURÉES

ET DE L'EAU DE MER

DES EAUX CHLORURÉES SODIQUES

BROMO-IODURÉES

ET DE L'EAU DE MER

Des discussions se sont élevées déjà sur la similitude et la valeur thérapeutique des sources chlorurées sodiques et de l'eau de mer.

Sans entrer ici dans la question théorique et d'analyse comparative faite depuis longtemps par de savants chimistes, tels que MM. Figuier et Mialhe *, tout en

* Mémoire déjà cité.

reconnaissant la sincérité et le but honorable qui ont motivé leurs travaux, nous sommes bien éloigné, comme praticien, d'accorder les mêmes vertus curatives à l'eau de mer qu'aux différentes salines de la France et de l'Allemagne.

Pour nous, l'hydrothérapie marine, sous toutes ses formes, est un moyen hygiénique d'une grande valeur; il est même d'usage, parmi les personnes jeunes encore ou valides, de l'employer comme agrément et comme exercice salutaire.

Mais lorsque le médecin est consulté et qu'il le prescrit, c'est ordinairement dans le but de stimuler l'organisme, de régulariser, d'améliorer enfin des fonctions sur le point de dévier.

En nous exprimant ainsi sur l'hydrothérapie marine, notre pensée n'est pas d'en restreindre l'usage, bien au contraire, mais de faire observer qu'une semblable confusion ne peut qu'être préjudiciable à beaucoup de ceux qui l'admettraient d'une manière absolue.

Si maintenant nous envisageons la valeur thérapeutique de l'eau de mer, combinée aux eaux mères des

salines de France et d'Allemagne, administrée à des
températures variées et des degrés divers de saturation, comme cela se pratique depuis quelques années
sur le littoral de l'Océan et même à Paris, nous nous
féliciterons, avec beaucoup de nos confrères, de cet
heureux perfectionnement, venant si bien en aide
aux malades, qui, pour des causes particulières, ne
peuvent voyager ou quitter les grands centres.

Mais pour ceux qui, tout exprès, vont chercher ces
mêmes perfectionnements à la mer, où les vents sont
aigus, la température des plus mobiles, nous pensons
que pour beaucoup de malades ces variations atmo-
sphériques ne sont pas seulement un inconvénient,
mais un danger, et qu'ils s'exposent par cela même
à perdre en un instant tous les bénéfices acquis par
ces moyens artificiels, et qui ne peuvent jamais avoir
la valeur thérapeutique bien connue des sources minérales de cette classe.

Bref, sans nous étendre ici sur les cures remarquables et toutes spéciales des salines bromo-iodurées,
nous croyons être autorisé à dire qu'en dehors des
indications générales que nous venons de préciser
plus haut, il en est encore une pour laquelle l'hydro-

thérapie marine est souvent efficace : ainsi le rhumatisme musculaire; mais que toutes les autres formes
de cette maladie sont le plus souvent exaspérées, dis-
séminées ou répercutées par cet agent..

Les sources chlorurées sodiques et bromo-iodurées,
au contraire, remplissent toujours d'une manière générale et sans danger toutes les indications thérapeutiques de ces affections diverses, surtout si nous
prenons en considération les bienfaits que l'on retire,
dans certaines diathèses, de l'administration graduée
du traitement interne.

CHAPITRE V

GÉNÉRALITÉS

QUELQUES CLASSES D'EAUX MINÉRALES

GÉNÉRALITÉS SUR QUELQUES CLASSES D'EAUX
MINÉRALES

Il suffit aujourd'hui de jeter les yeux sur l'énorme
quantité de stations minérales que renferment la
France et l'étranger pour se demander si, dans un
temps plus ou moins éloigné, chaque département ne
viendra pas à l'envi nous offrir ses ressources bal-
néaires, et si les recherches qui en font l'objet n'ont

pas pour but la spéculation, la mode, ou ne sont pas
véritablement une nécessité de l'époque.

Nous serions tenté de répondre par l'affirmative et
de penser que si la spéculation inaugure toutes les
années de nouvelles eaux se recommandant plus ou
moins aux médecins, selon leur importance minéralo-
gique, elle y est en quelque sorte encouragée par le
succès et les exigences de notre constitution médicale
actuelle.

En effet, pour ceux de nos confrères qui, par un
simple examen rétrospectif, tiendront compte des
changements qui se sont opérés depuis trente-trois
ans, soit dans notre climat, dans notre hygiène ou
dans nos mœurs, ceux-là, dis-je, conviendront avec
nous qu'en général la thérapeutique de notre époque,
au niveau des progrès de la science, est bien plus re-
montante que spoliative ou débilitante.

Il est donc facile d'expliquer pourquoi, les voies
ferrées ayant rapproché les distances, nos malades
vont chaque année terminer leur convalescence ou
combattre le péché originel qui les atteint, par une
cure d'eau minérale, qui, lorsqu'elle est judicieusement

indiquée, équilibre les fonctions et remonte l'économie en général.

Malheureusement il n'en a pas toujours été ainsi à l'époque où la mode des voyages se vulgarisa chez nous. Se basant sur une lecture, sur un on-dit, une conversation médicale de rencontre, beaucoup de personnes, désireuses de joindre l'utile à l'agréable, crurent devoir se constituer malades à telle ou telle station minérale, en parcourant la Suisse, l'Allemagne, les Pyrénées ou le centre de la France.

Pour quelques-unes, l'idée fut couronnée de succès, mais beaucoup d'autres, moins heureuses, payèrent chèrement leur imprudence.

A ce propos, nous citerons ici les paroles de notre savant confrère et ami, M. le professeur Bazin, dont les travaux remarquables ont singulièrement contribué à éclairer et à former l'expérience des médecins hydrologues.

Dans ses leçons théoriques et cliniques sur les affections cutanées de nature arthritique et dartreuse, page **73**, il s'exprime ainsi :

« On ne saurait nier le profit réel que les malades
atteints de diathèses retirent de l'emploi des eaux minéralisées ; mais il faut conseiller contre chaque diathèse les eaux qui lui sont applicables.

« Or, si vous consultez à ce sujet les travaux faits
par les médecins des établissements thermaux, vous
vous trouverez dans le plus grand embarras.

« Si l'on croit le médecin d'un de ces établissements, l'eau est efficace contre toutes les maladies.

« Ces assertions n'ont rien qui puisse étonner, et
sont le résultat de la confusion qui existe entre l'affection et la maladie, ces deux termes étant considérés
comme synonymes.

« Tant qu'on n'aura pas distingué l'affection de la
maladie et qu'on n'aura pas indiqué la nature de l'affection pour laquelle on emploie une classe d'eaux
minérales, il n'y aura qu'incertitude dans l'administration de ces agents thérapeutiques si puissants, et,
par exemple, on ne devra pas se contenter de pré-
coniser les eaux sulfureuses et arsenicales contre
l'eczéma ; mais il faudra savoir si cette affection est
scrofuleuse, herpétique ou arthritique.

« En appliquant cette doctrine à l'examen des propriétés thérapeutiques des eaux minérales, je suis arrivé à reconnaître d'une manière générale :

« 1° Que les eaux alcalines sont efficaces dans les affections arthritiques ;

« 2° Qu'il faudra administrer les eaux arsenicales dans les herpétides ;

« 3° Enfin, que les eaux sulfureuses sont des agents énergiques contre les affections de nature scrofuleuse. »

Quant aux affections scrofuleuses, nous ne saurions partager entièrement l'opinion de M. le docteur Bazin, s'il n'admettait avec nous que les eaux sulfureuses sont effectivement des agents énergiques contre la scrofule, d'autant que la scrofule est consécutive à l'herpétisme héréditaire ou constitutionnel.

Nous croyons devoir faire remarquer ici, à l'appui de l'opinion que nous émettons, dans l'espérance qu'elle viendra contribuer à spécialiser plus encore l'emploi des grandes classes d'eaux minéralisées, que

Bordeu, auquel la médecine hydrologique a tant emprunté depuis quelques années, à propos d'eaux minérales sulfureuses, dit (page 136), dans sa dissertation sur les tumeurs scrofuleuses, « que les eaux sulfureuses ont produit bien plus souvent la guérison des scrofules que toute autre médication. »

Ce qui ne l'empêche pas de dire un peu plus loin, malgré l'amour excessif qu'il avait pour son pays, « que cependant il a vu périr de ces mêmes malades par l'action des eaux sulfureuses *. »

Cette simple remarque d'un homme de la haute sagacité de Bordeu ne viendrait-elle pas militer en faveur de notre observation, et nous autoriser à répéter ici : que des eaux minérales judicieusement indiquées peuvent souvent ne pas guérir, mais toujours soulager les malades et prolonger leur existence?

Revenant à notre sujet, nous devons convenir qu'aujourd'hui, grâce à quelques médecins distingués qui se sont plus particulièrement occupés d'études hydrologiques, la lumière se fait de plus en

---

* *Compendium*, art. Scrofules, p. 538.

plus sur ce point essentiel de la thérapeutique appliquée à la cure des maladies chroniques et des diathèses.

Pour nous, après une assez longue expérience comme praticien, et pendant laquelle nous avons fréquenté sept années les eaux minérales de différentes classes, sans vouloir réglementer leur application d'une manière absolue, pénétré des idées de M. le docteur Bazin, nous croyons pouvoir dire en principe et pour quelques-unes d'entre elles :

1° Que les sources sulfureuses sodiques ou calciques sont principalement remontantes et curatives des affections qui ont pour principe l'herpétisme héréditaire ou constitutionnel, soit dans ses manifestations cutanées et ses métastases, soit dans ses complications de la scrofule et du rhumatisme;

2° Que les eaux arsenicales sont presque toujours curatives des herpétides rebelles aux eaux sulfureuses ou de quelques affections mal définies, dont elles forment le traitement complémentaire ;

3° Que les sources alcalines, outre leur action fondante et résolutive, sont principalement curatives de l'arthritis constitutionnel primitif dans ses manifestations sthéniques et ses complications herpétiques ;

4° Qu'enfin les eaux chlorurées sodiques et calciques, qui contiennent les iodures et les bromures, sont non-seulement réparatrices de toutes les altérations du sang, mais qu'elles sont spécialement curatives de la scrofule constitutionnelle, héréditaire ou acquise, ainsi que de ses complications herpétiques et arthritiques consécutives.

CHAPITRE VI

BIBLIOGRAPHIE

BIBLIOGRAPHIE

Avant de faire l'étude physiologique des eaux de
Salies, dont l'importance est encore peu connue, nous
croyons devoir nous étayer de l'opinion d'hommes
aussi compétents sur cette question que distingués
par leurs travaux.

Ce n'est qu'en 1848 seulement, qu'au point de vue

médical, MM. Figuier et Mialhe *, sous l'influence de M. le professeur Trousseau, dans un examen comparatif qu'ils firent des principales eaux minérales chlorurées sodiques de France et d'Allemagne, lurent à l'Académie de médecine, séance du **23** mai de la même année, un mémoire dans lequel, déterminant la quantité comparative des bromures contenus dans les eaux mères des salines de Nauheim et de Kreuznach, firent mention de la richesse minérale de la source de Salies de Béarn.

En 1853, M. le docteur Filhol, dans ses savantes recherches sur les eaux minérales des Pyrénées, se servant du travail de M. Leymerie, désigne, d'après ce dernier, la source de Salies comme étant, de toutes les salines pyrénéennes, la plus remarquable par sa richesse minérale, et n'en dit rien au point de vue thérapeutique.

Mais en 1860 et 1861, MM. les docteurs Reveil, O. Henry fils et Nogaret, médecin inspecteur, firent paraître une notice spéciale sur les eaux et les eaux mères de Salies (de Béarn), notice aussi remarquable

* Ouvrage déjà cité.

par l'étude minutieuse de l'analyse que pleine d'inté-
rêt au point de vue thérapeutique.

Dans la même année, M. le docteur Durand Fardel,
dans son *Dictionnaire général des eaux minérales*,
donne l'analyse quantitative des eaux de Salies, d'a-
près M. O. Henry, et l'auteur y énumère succinctement les propriétés curatives de cette source, qu'il
spécialise principalement contre la scrofule et le rhumatisme chronique, constatant, qu'en 1857 seulement,
cette source fut autorisée au point de vue médical.

Enfin, dans la septième édition de 1862, à l'article
Brome, de l'excellent ouvrage de MM. Trousseau et
Pidoux, en parlant des bromures alcalins, page 337,
ces auteurs s'expriment ainsi :

« Il est regrettable qu'en France, dans les lieux où
l'on fabrique le sel marin, on n'utilise pas les eaux
mères pour les usages thérapeutiques. Leur composition est la même que celle des salines de Kreuznach
et de Nauheim, et l'eau qui sert à la fabrication du
sel ne diffère en rien de celle des sources qui vont se
rendre aux bâtiments de graduation de ces deux localités.

« Les Allemands ont bien mieux compris l'utilité de ce moyen, et ils en ont tiré bien meilleur parti; Hombourg, voisin de Nauheim, y envoie chercher des eaux mères et y compose des bains identiques à ceux de Nauheim. Wiesbaden fait à Kreuznach un emprunt du même genre, et il ajoute ainsi à la grande efficacité de ses sources.

« Il serait à souhaiter que chez nous, à Bourbonne-les-Bains, dont les sources sont si riches en bromures, le gouvernement exploitât les eaux pour l'extraction du sel marin, et mît les eaux mères à la disposition des médecins, qui en tireraient un si grand parti et qui affranchiraient la France d'un tribut qu'elle va payer aux eaux minérales de Hombourg, de Wiesbaden, de Kreuznach et de Nauheim.

« Les eaux mères iodo-chloro-bromurées de Salins (Jura), celles des salines de la Méditerranée, et *surtout les eaux mères chloro-iodo-bromurées de Salies* (Basses-Pyrénées) *sont aujourd'hui généralement employées*, etc., etc. »

Sans pousser nos recherches au delà de ces quelques citations, nous les croyons assez concluantes pour démontrer l'importance des eaux de Salies et présager qu'il est impossible que, dans un avenir prochain, elles n'occupent un des premiers rangs parmi les sources pyrénéennes.

Qu'il nous soit également permis de faire observer à nos lecteurs, avant de terminer ce chapitre, qu'ayant étudié sur nous-même l'action médicatrice des eaux de Wiesbaden comparativement à celle de Salies, nous trouvons :

1° Que Wiesbaden, en raison de sa richesse minérale et de sa thermalité naturelle, est déjà fort excitante sans l'addition des eaux mères dont, pour notre part, nous n'avons jamais vu faire l'emploi pendant nos deux saisons de 1861 et 1862 ;

2° Que la source de Salies, qui artificiellement se trouve régie par les mêmes lois physiques, produit les mêmes effets aux températures élevées, et que, déjà saturée à une densité de 23 degrés, l'addition des eaux mères serait un cas exceptionnel, mais non pas une nécessité du traitement.

Nous pensons donc, avec nos très-savants maîtres, qu'une application plus généralisée des eaux mères,

graduées et combinées à l'eau douce, est pour le médecin des grandes villes une heureuse substitution
des eaux chlorurées sodiques et bromo-iodurées,
ainsi que divers auteurs le démontrent, mais qu'elles
ne peuvent constituer la base du traitement de
sources aussi richement minéralisées que le sont celles
de Salies de Béarn.

CHAPITRE VII

EFFETS PHYSIOLOGIQUES

DES

EAUX DE SALIES

TIRÉS DU MODE D'ADMINISTRATION

EFFETS PHYSIOLOGIQUES DES EAUX DE SALIES

L'eau de Salies varie dans ses effets physiologiques selon ses divers degrés de température et de minéralisation.

Elle s'administre en boisson et principalement en bain, en douches froides, tempérées et chaudes.

Nous l'étudierons seulement sous ces deux premières formes, l'action des douches ayant les mêmes conséquences physiologiques.

On comprend facilement qu'en boisson, à son degré naturel de salure, ce n'est que par fraction et dans un véhicule approprié que l'on en prescrit l'usage, selon les phénomènes produits et les indications que l'on veut remplir.

Parmi les véhicules, celui qui nous a paru le mieux approprié, expérimenté sur nous-même, est le bouillon de poulet chaud et non salé.

Ce genre de liquide est facilement accepté de tous les malades; saturé au dixième du véhicule, au moyen de deux, trois ou quatre tasses dans l'espace d'une heure, l'on peut encore doser, sans répulsion, des quantités assez notables d'eau minérale.

Nous basant sur ce que nous avons observé à Wiesbaden, où la chaleur joue un si grand rôle dans le mode d'administration de ses eaux, nous avons obtenu de la même manière, à Salies, deux effets différents : l'un que nous appellerons altérant, en raison de la composition chimique, et l'autre simplement purgatif.

Le premier est altérant, parce que l'eau de poulet étant saturée selon le degré de tolérance du malade, se boit chaude, lentement, par petites gorgées, et se trouve entièrement absorbée par l'intestin, sans donner lieu à aucune évacuation.

Ce moyen a pour effet, outre son action dissolvante, d'augmenter toutes les sécrétions, de rendre l'appétit plus vif, les digestions plus faciles, et de favoriser ainsi, par l'amélioration quantitative de la nutrition, l'activité du travail physiologique.

Par le second mode, à basse température, le même liquide; également saturé et bu à longs traits, produit l'effet laxatif de tous les purgatifs salins : il constitue ainsi une méthode de traitement qui se rapproche beaucoup de celle que l'on suit en Allemagne, combinée à l'action des bains, mais qui, nous le pensons, ne remplirait pas le but réparateur que nous nous proposons d'atteindre par cette médication, et qui rend ces eaux toutes spéciales.

Administrée en bain, l'eau de Salies diffère également dans ses effets physiologiques sous l'influence des températures plus ou moins élevées et des divers degrés de saturation, que l'on modifie à volonté, selon les indications thérapeutiques et l'excitabilité des malades.

A basse température, de 25 à 27 degrés centigrades, l'eau minérale ayant sa densité ordinaire, 23 degrés, le bain, une durée moyenne de 35 à 40 minutes, a produit sur nous-même les phénomènes suivants :

Impossibilité de nous maintenir au fond de la baignoire sans le secours d'une sangle, qui, selon l'usage, passe en travers des cuisses pour y fixer le baigneur.

Après cinq minutes d'immersion, léger frisson ; peau rugueuse au toucher ; le pouls se ralentit, la respiration devient plus large et la vessie se vide plusieurs fois.

A cette première sensation succède une douce chaleur ; une coloration plus vive de la peau, dont les replis et le voisinage des muqueuses sont le siége de quelques cuissons qui ne tardent pas à disparaître.

En général, pendant toute la durée de nos bains, après un certain temps d'absorption, d'excitation des vaisseaux capillaires et des ramuscules nerveux de la périphérie, le besoin de l'estomac devenait si urgent, que nous avions hâte de le satisfaire, malgré notre tolérance habituelle.

A la sortie du bain, toutes les parties non immergées étaient couvertes de petits cristaux salins que la vapeur d'eau venait déposer sur le visage, ainsi que la saveur le rappelle souvent pendant sa durée.

Au point de vue de l'absorption pulmonaire, ce phénomène mérite d'être signalé comme ayant également son importance thérapeutique.

Ajoutons enfin que, sous son heureuse influence, la journée se passait dans un sentiment de bien-être; l'estomac était dispos, les digestions faciles, et la marche pouvait se prolonger à la chaleur sans sueurs exagérées ni fatigue.

Après avoir expérimenté et ressenti les effets salutaires de l'eau de Salies à basse température et divers degrés de saturation, dans le but d'en fournir une étude plus complète, nous avons cru devoir nous soumettre à l'action des températures élevées dans les limites que notre constitution et la prudence nous indiquaient.

Au-dessus de **29** dégrés centigrades, à la densité naturelle de l'eau minérale, outre les mêmes phénomènes physiques, après trois à quatre minutes d'immersion, le pouls augmentait de force et de vitesse, la coloration était générale; nous avions conscience des battements des gros vaisseaux, la sueur perlait au visage et se répandait sur toute la surface ; l'émission de l'urine diminuait dans des proportions notables.

Après le bain, que nous n'avons pu tolérer plus d'une demi-heure, chaque fois que nous l'avons pris à cette température, la journée s'est passée dans l'état suivant :

Animation du visage, lourdeur de tête, disparition du sommeil, pouls dur et fréquent, sueurs faciles, nuit agitée, exagération des douleurs localisées, urines rares et sédimenteuses; le lendemain, constipation, langue saburrale et perte de l'appétit; enfin, nécessité de suspendre les bains et de remédier à ce malaise par du repos, la diète et les purgatifs.

Les douches à des températures élevées nous ont également produit des résultats identiques.

Nous ne terminerons pas cet article sans convenir, ici, que nous avons retiré des eaux de Salies, sagement administrées à divers degrés de chaleur et de saturation, selon notre susceptibilité individuelle, un bien-être que nous avions inutilement cherché pendant sept années, et sur lequel nous n'osions plus compter.

CHAPITRE VIII

ACTION CURATIVE DES EAUX DE SALIES

TIRÉE DE LEUR COMPOSITION CHIMIQUE.

ACTION CURATIVE DES EAUX DE SALIES

TIRÉE DE LEUR COMPOSITION CHIMIQUE.

Nous espérons avoir suffisamment démontré quelle est la richesse minérale tout exceptionnelle des eaux de Salies ; ainsi que le prouvent les analyses quantitatives des eaux et des eaux mères de cette saline, et le tableau comparatif des principales sources chlorurées sodiques et bromo-iodurées de la France et de l'étranger.

A l'appui de ces documents, nous avons également recueilli quelques opinions qui font autorité dans la science.

Profitant de notre expérience, ainsi que d'observations comparatives faites sur nous-même, nous avons étudié l'action physiologique de cette source, *intus et extra*, en donnant un aperçu des effets variés que l'on peut retirer de la chaleur combinée à l'eau minérale, à des degrés divers.

Ainsi nous voyons que les températures élevées sont suivies de tolérance des liquides saturés et d'une absorption complète de l'intestin.

Le contraire arrive et la sécrétion intestinale est augmentée par l'ingestion de ces mêmes liquides à basse température.

Passant à l'action des bains, nous retrouvons également les mêmes effets.

De 25 à 27 degrés centigrades, selon leur degré de

saturation, non-seulement les bains sont calmants et
sédatifs, mais, en dehors de leurs propriétés résolutives et toutes spéciales, l'absorption cutanée se fait
avec une facilité telle qu'au début ils sont souvent accompagnés d'une ou deux évacuations diarrhéiques,
ce qui donne raison, une fois de plus, aux partisans
de l'absorption cutanée dans les bains minéraux.

Au contraire, de **28** à **30** degrés centigrades, la cir-
culation augmente d'activité, la peau se congestionne
et l'absorption cesse d'avoir lieu ; enfin l'on observe
tous les phénomènes opposés à ceux que nous venons
de décrire.

D'après ce court résumé, et pour ne pas tomber dans
des redites inutiles, si nous énumérons succinctement
la valeur thérapeutique reconnue aux chlorures, aux
bromures et aux iodures alcalins, qui minéralisent si
richement la source de Salies, il nous suffira de rappeler entre autres que, d'après les savantes recherches
de MM. Denis, Lecanu, Poggiale, Lassaigue, Boussin-
gault, Nasse, etc., le chlorure de sodium est une des
parties constituantes de la masse du sang dont il mul-
tiplie les globules ; qu'il est dissolvant de la fibrine
coagulée ; qu'il est éminemment digestif, que son ac-

tion sur la nutrition est des plus puissantes ; qu'enfin,
chez les animaux, sans augmenter la masse de leur
chair, il leur donne meilleure apparence, plus de sou-
plesse, de vivacité, etc. ;

Que le brome, d'après MM. Trousseau et Pidoux
(*Traité de thérapeutique et de matière médicale*), est
un puissant anesthésique dont on doit la découverte
à M. Balard, de Montpellier, en 1826 ;

Que d'après les travaux divers et les études cliniques
de MM. Barthez, Andral et Fournet, Puche, Pourchet,
de Montpellier, etc., ce médicament et ses composés
ont pour action curative d'être sédatifs du système
nerveux, fondants, résolutifs ; d'agir particulièrement,
selon M. Andral, sur la sensibilité des articulations
malades et de favoriser ainsi au sein des tissus une
résorption interstitielle, etc. ;

Que l'iode, qui jouit également des mêmes propriétés résolutives et fondantes, est un antiseptique, un ex-
citant des surfaces, un modificateur puissant qui tarit
les sécrétions purulentes et les assainit, ainsi que le
démontrent les travaux de notre distingué confrère et
ami M. le docteur Boinet ;

Qu'enfin, d'après M. Claude Bernard, ce médicament et ses composés sont très-promptement absorbés par les divers émonctoires et notamment par les glandes salivaires et les reins dont ils augmentent les sécrétions ainsi que le flux menstruel chez les femmes, etc.

CHAPITRE IX

INDICATIONS DES EAUX DE SALIES

INDICATIONS DES EAUX DE SALIES

Si, revenant à nos généralités (chapitre v), nous mettons à profit une expérience acquise à nos dépens et confirmée plus tard par des faits que nous publierons lorsqu'ils seront assez nombreux, nous indiquerons en première ligne les eaux de Salies, non-seulement comme spéciales et curatives de toutes les altérations du sang, ainsi que des affections qui relèvent du lymphatisme et de la diathèse scrofuleuse, dans toutes ses formes, mais nous ajouterons que ces eaux seront d'autant plus sûrement efficaces, que l'herpétisme héréditaire ou constitutionnel n'aura pas précédé ces mêmes affections, qui, à notre avis, rentreraient alors dans le domaine des eaux sulfureuses.

Nous terminerons en signalant quelques-unes des affections qui nous ont paru avantageusement modifiées ou guéries par les eaux de Salies.

Ainsi les différentes formes de dyspepsies ;

— L'atonie générale avec sueur exagérée au moindre exercice ;

— Le gonflement des pieds, accompagné de rougeur, de sensibilité des téguments, et dont les fonctions sécrétoires sont tellement augmentées pendant la chaleur, qu'elles forment un obstacle à la chaussure ainsi qu'à la marche ;

— Les varices indurées et douloureuses pendant la station debout ;

— Le varicocèle, accompagné souvent d'épidydy-
mite, et qui exige par sa lourdeur l'usage d'un sus-
pensoir ;

— Les procidences utérines qui résultent de la fatigue, de l'atonie ou du volume de l'organe, et le ca-
tarrhe qui les complique ;

— Les hémorroïdes fluentes indolentes ou douloureuses, qui sont en général le résultat de constipa-
tions opiniâtres, et dont il faut souvent pratiquer
l'excision pour obvier aux déperditions ainsi qu'à la
gêne qu'elles occasionnent à ceux qui en sont atteints;

— Les dysménorrhées ;

— Les leucorrhées ;

— La chorée ;

— Les convalescences en général, et particulièrement celles des affections tertiaires ;

— Les glandes au sein ;

— L'adénite cervicale, avec ou sans ulcération des
ganglions ;

— Le rhumatisme sous toutes ses formes.

— La goutte vague, atonique et viscérale est merveilleusement modifiée par les eaux de Salies ;

— L'arthrite chronique avec ou sans épanchement, les atrophies rhumatismales et les névropathies ;

— Les caries osseuses et les nécroses, enfin toutes les affections cutanées consécutives à la diathèse arthritique et scrofuleuse.

CONTRE-INDICATIONS

Les eaux de Salies, comme toutes les eaux actives, sont contre-indiquées dans les affections organiques du cœur et des gros vaisseaux.

Il y a également contre-indication pour toutes les affections d'origine herpétique, l'usage de ces eaux ne pouvant que les exaspérer ou les répercuter.

TABLE DES MATIÈRES

Paris. Imp. Wiesener et Cie, rue Delaborde, 12.